Postura de la cara de vaca
Gomukhāsana

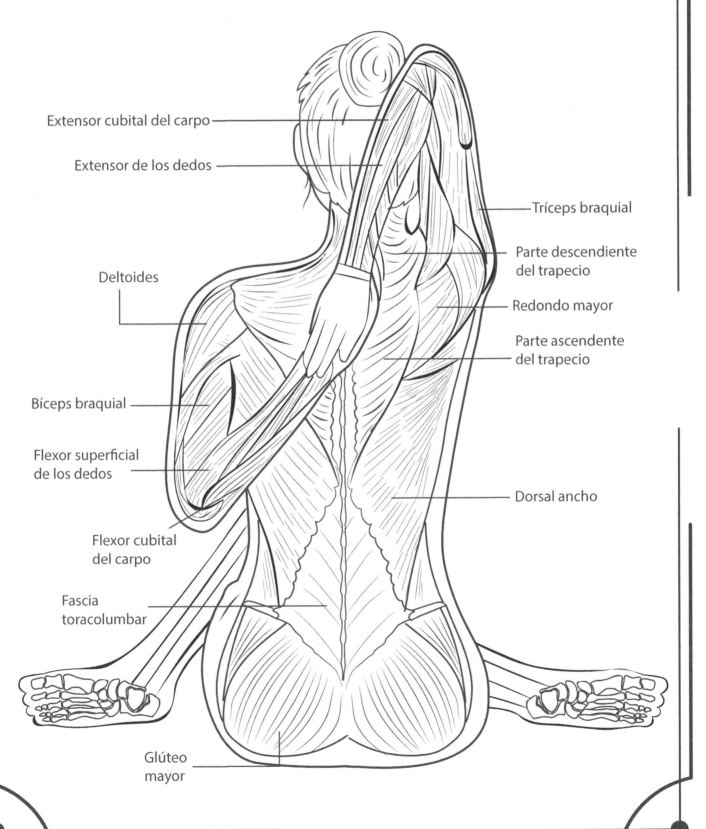

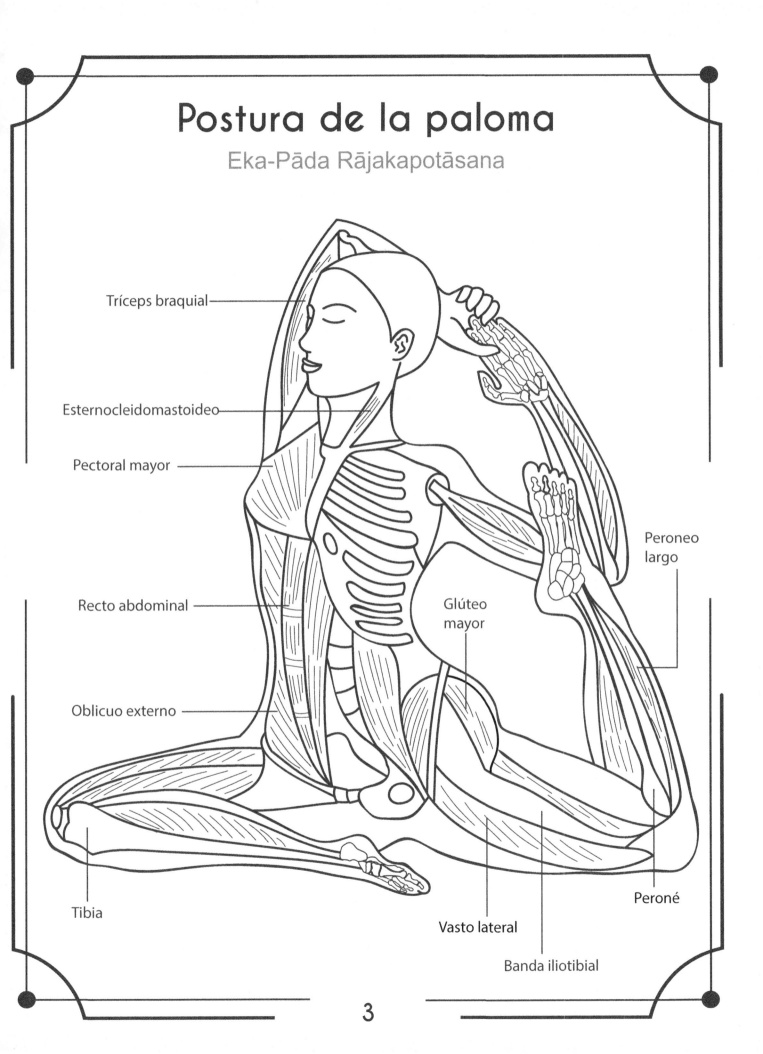

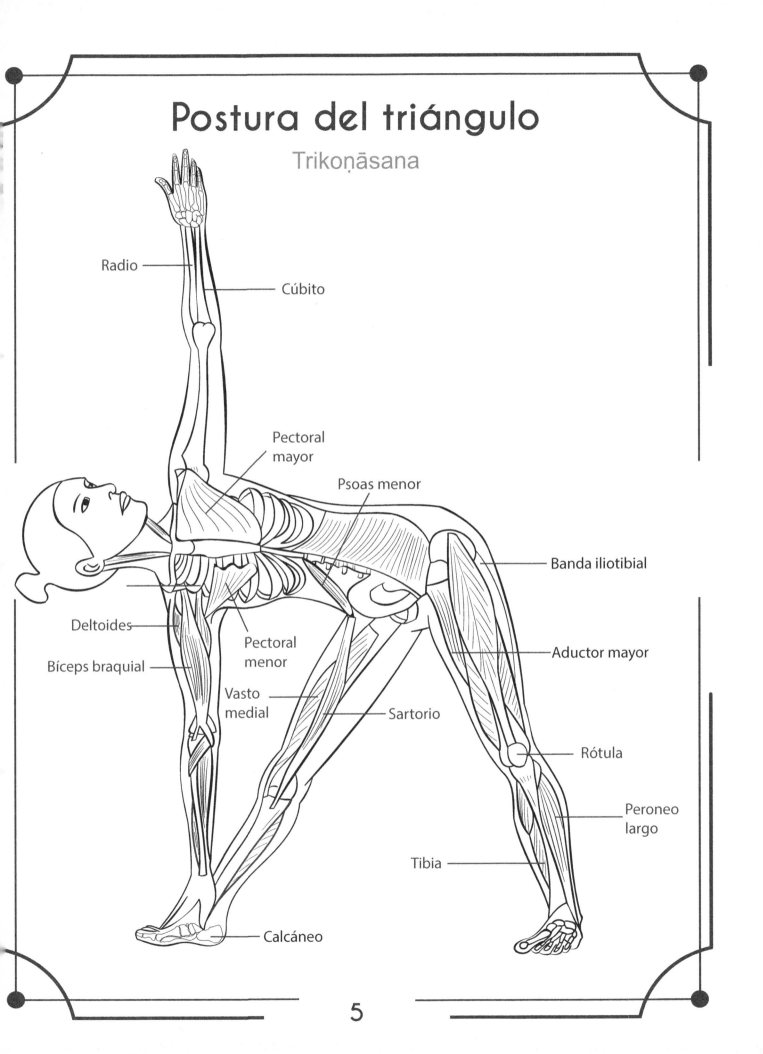

Postura del ángulo unido

Baddha Koṇāsana

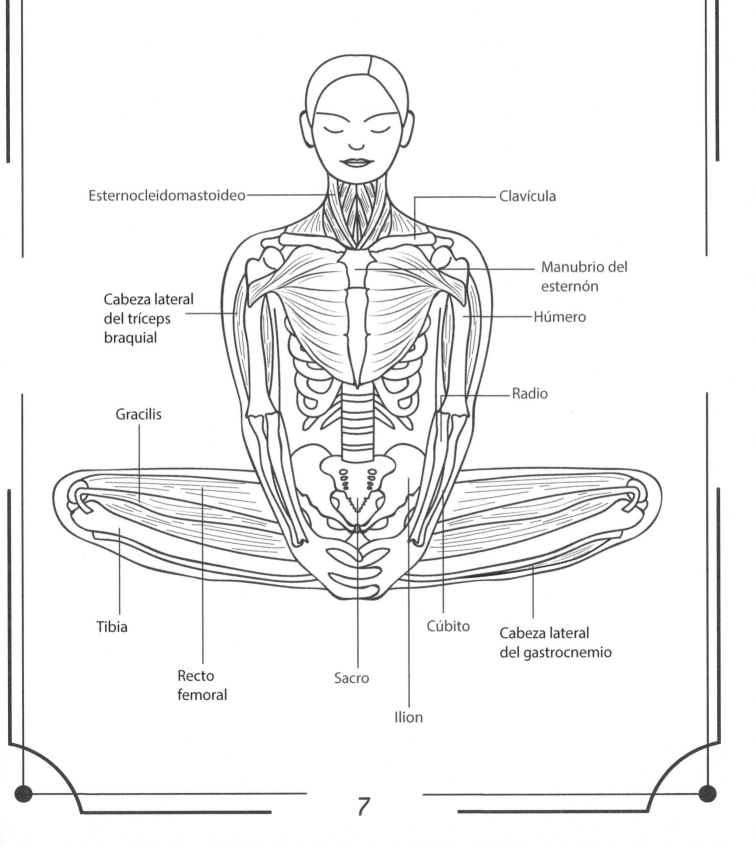

Postura del arco
Dhanurāsana

- Cabeza larga del tríceps braquial
- Bíceps braquial
- Deltoides
- Peroneo largo
- Cabeza lateral del gastrocnemio
- Cabeza larga del bíceps femoral
- Vasto lateral
- Pectoral mayor
- Banda iliotibial
- Glúteo mayor
- Recto abdominal
- Oblicuo externo
- Dorsal ancho

Postura del puente
Setu Bandha Sarvāṅgāsana

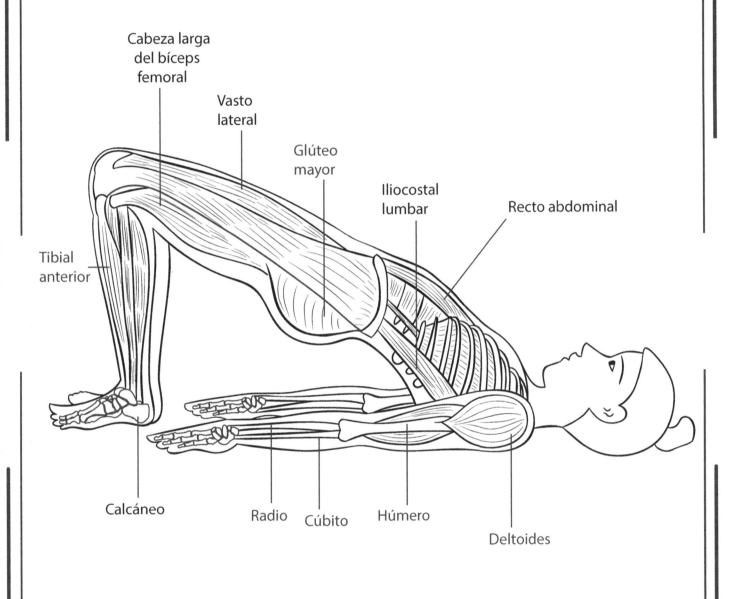

Postura del camello
Uṣṭrāsana

- Pectoral mayor
- Deltoides
- Fascia toracolumbar
- Banda iliotibial
- Cabeza larga del tríceps braquial
- Bíceps braquial
- Glúteo mayor
- Bíceps femoral
- Gastrocnemio
- Vasto lateral
- Sóleo

Postura de la silla
Utkaṭāsana

- Deltoides
- Infraespinoso
- Erectores de la columna
- Cabeza lateral del tríceps braquial
- Glúteo medio
- Vasto lateral
- Cabeza larga del bíceps femoral
- Cabeza lateral del gastrocnemio
- Tibial anterior

Postura del niño
Bālāsana

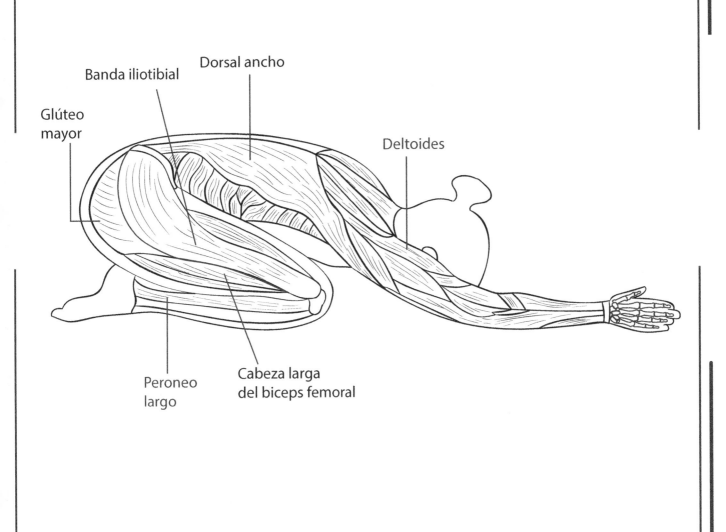

Postura de la cobra
Bhujaṅgāsana

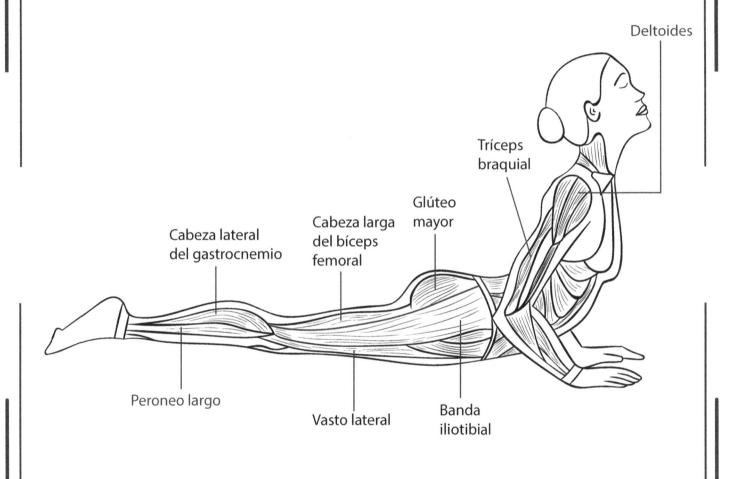

Postural del bote
Nāvāsana

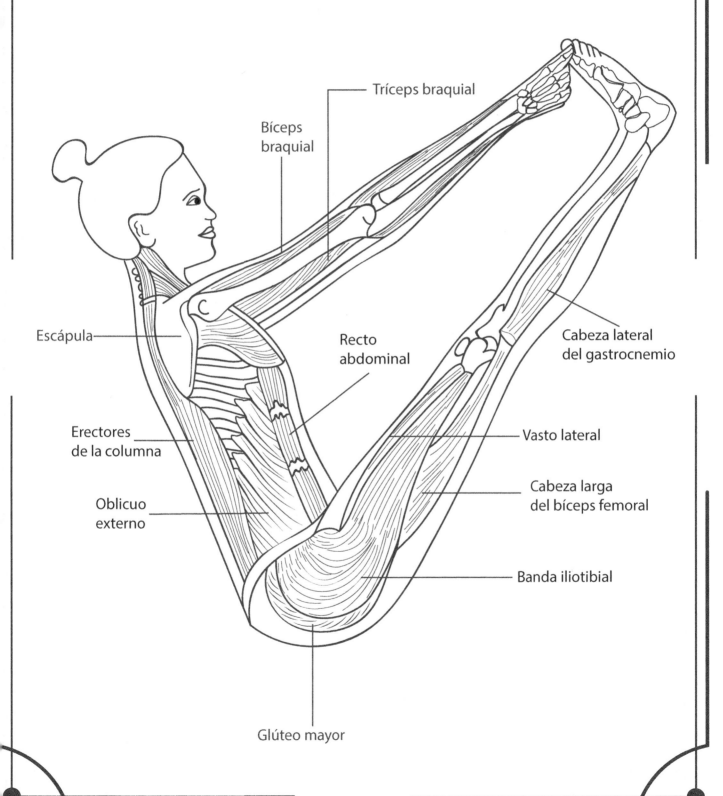

Postura del cuervo
Bakāsana

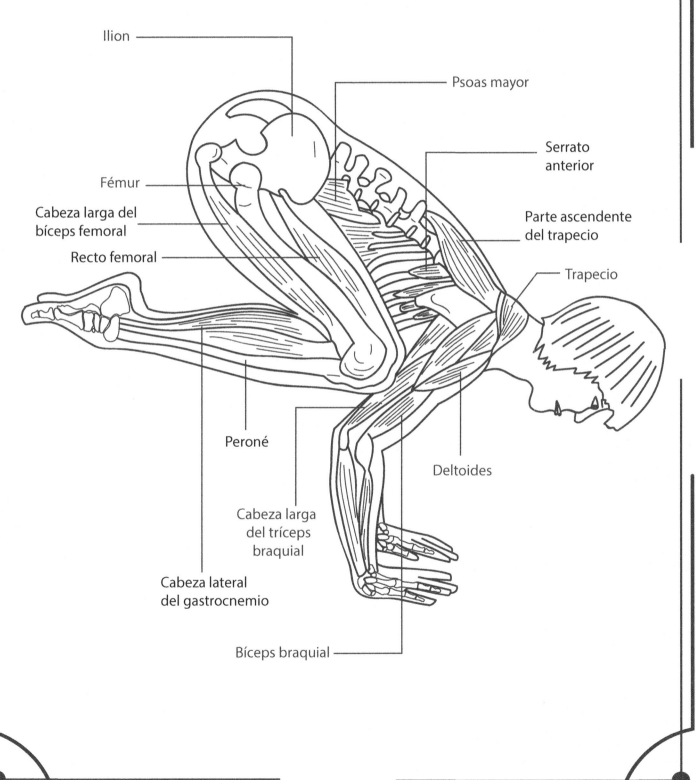

23

Postura del perro boca abajo
Adho Mukha Śvānāsana

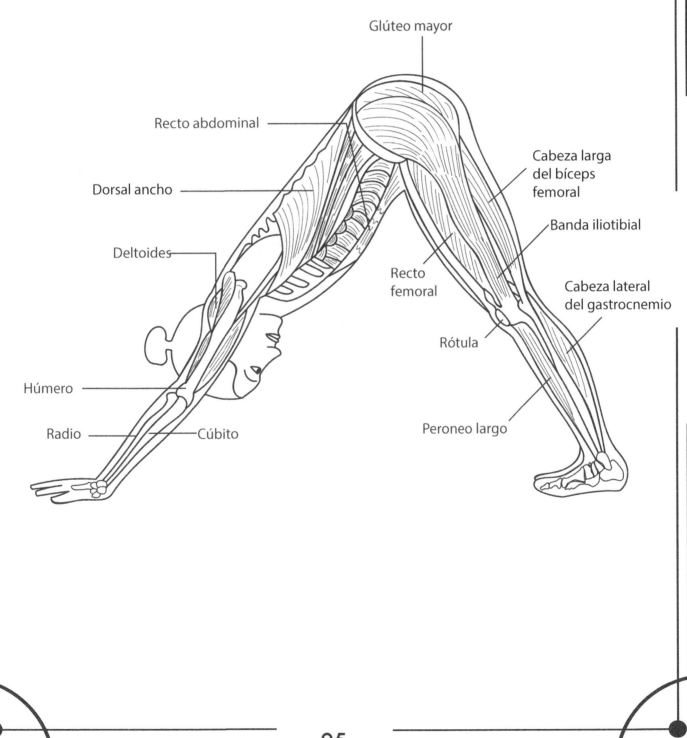

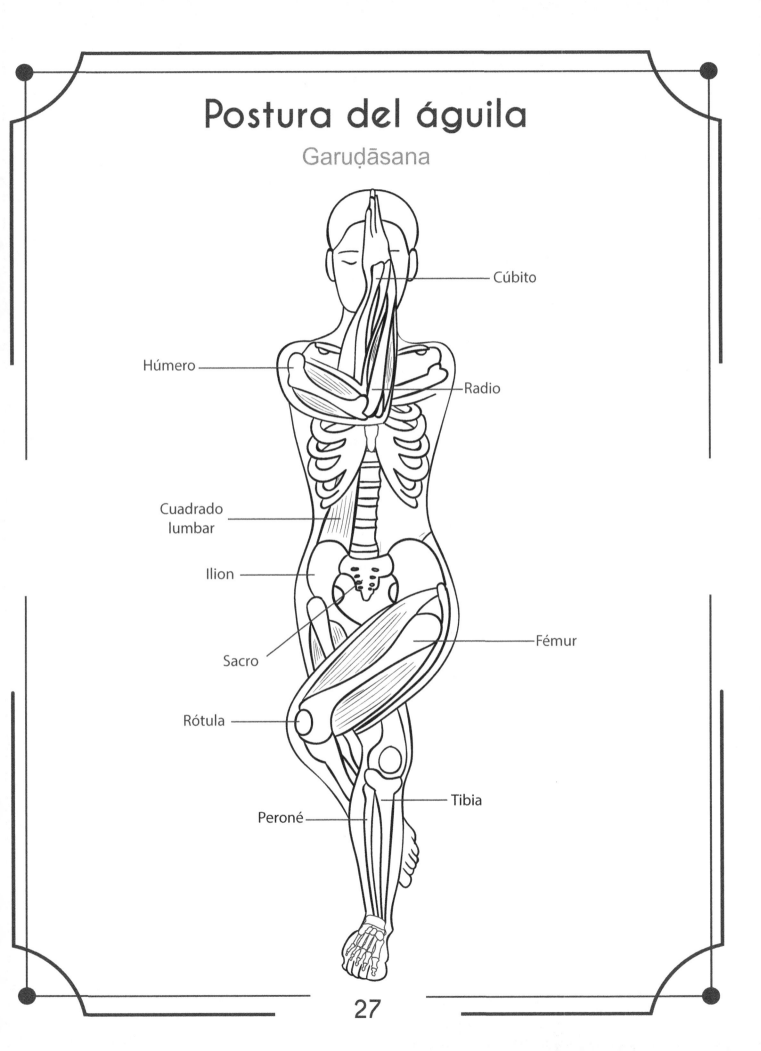

Postura del cachorro estirado
Uttāna Shishosana

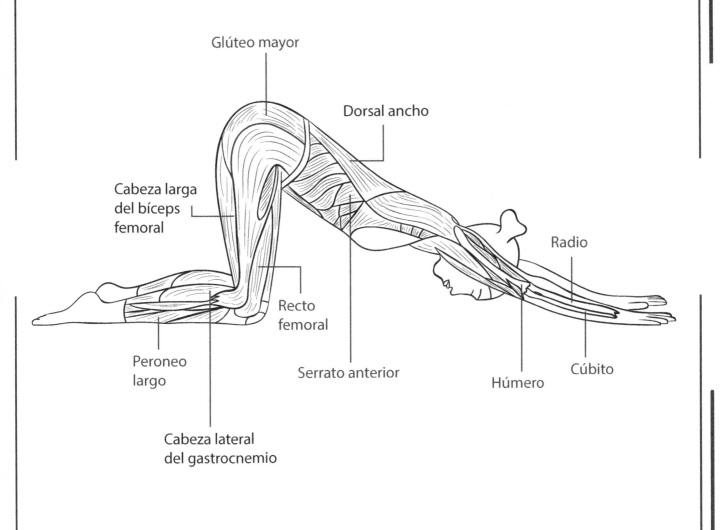

Postura del ángulo extendido
Utthita Páršvakónásana

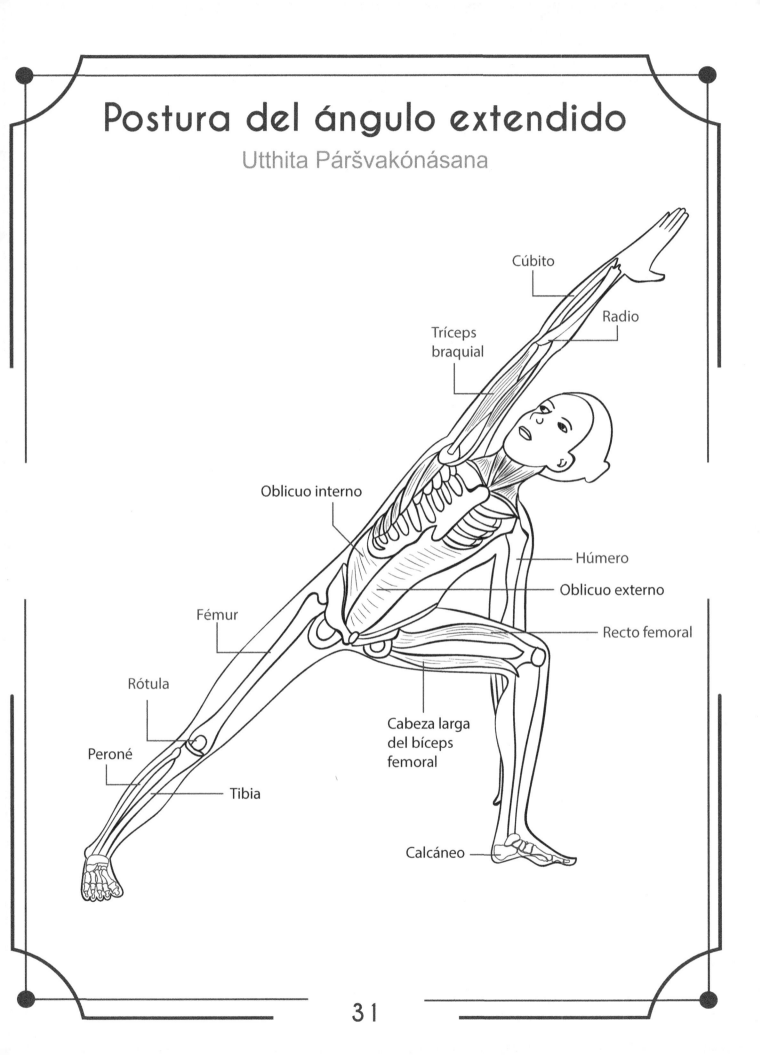

Postura de la rana
Mandukāsana

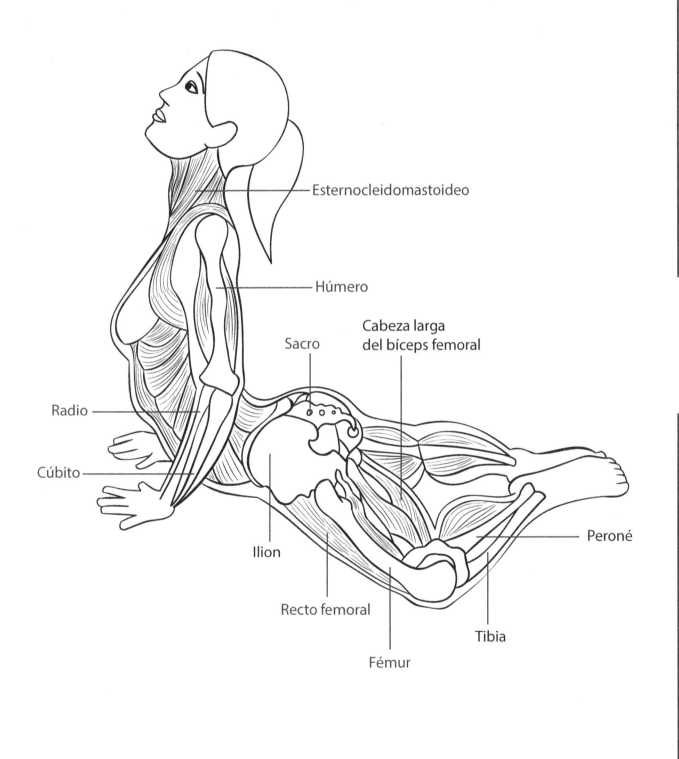

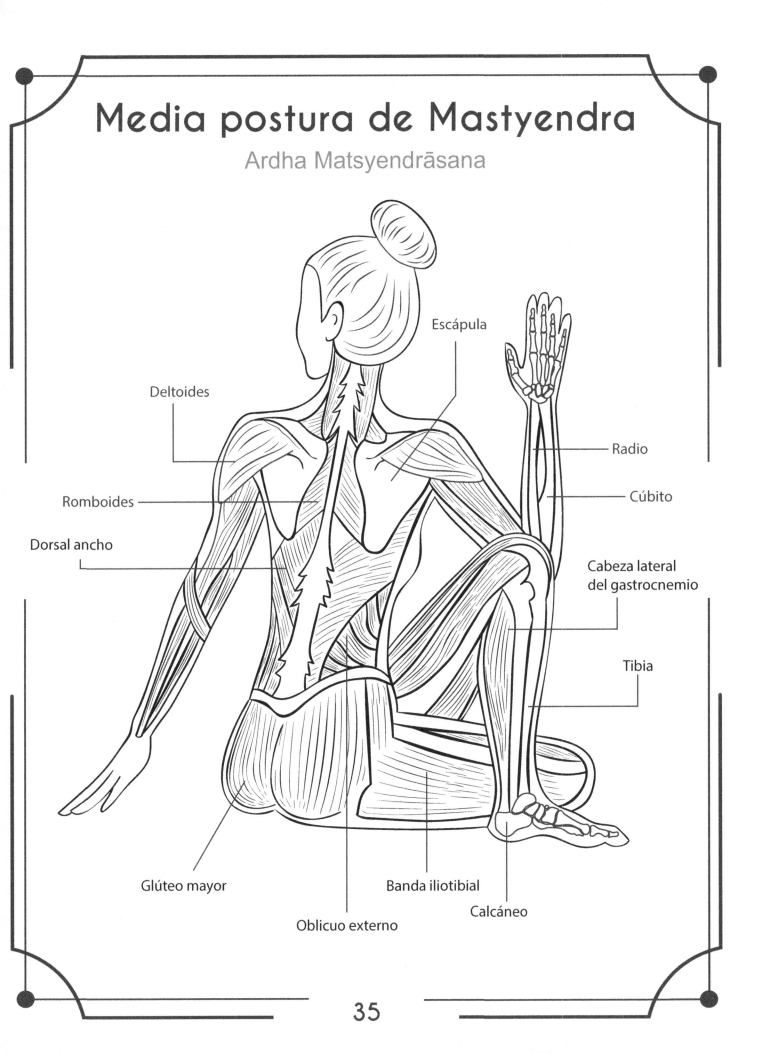

Postura de la mano al primer dedo del pie

Utthita Hasta Pādāṅguṣṭhāsana

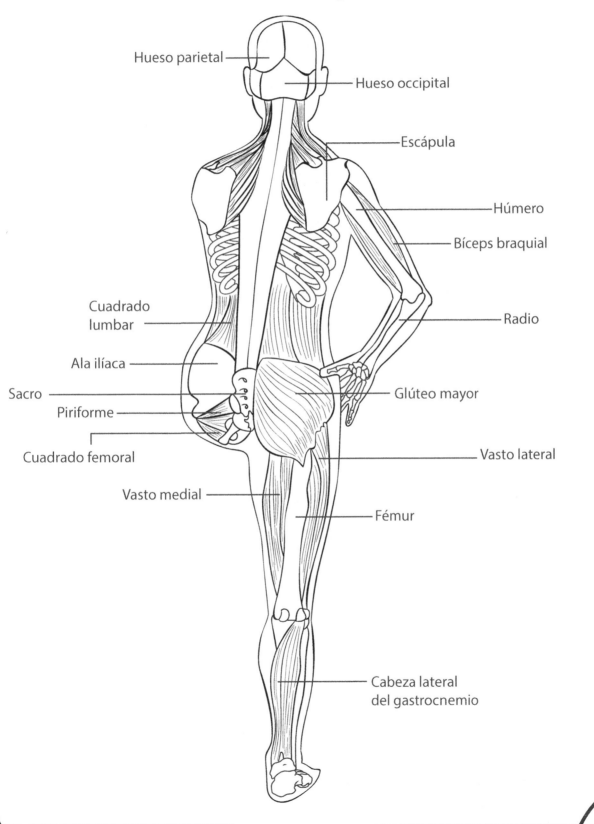

Postura del parado de manos
Adho Mukha Vrkṣāsana

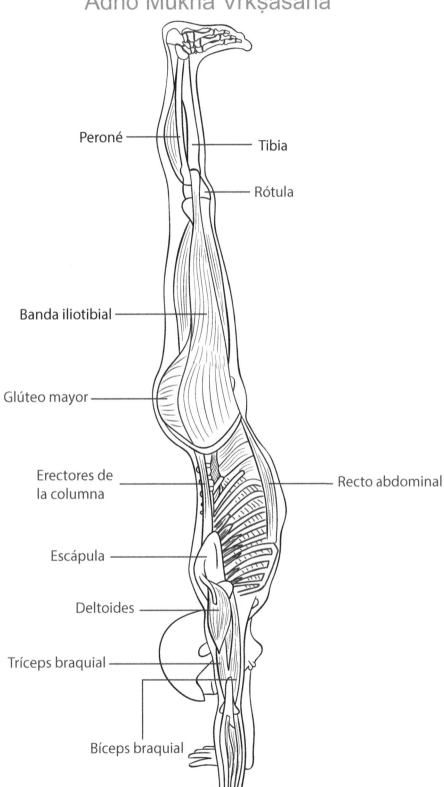

Postura del parado de cabeza
Sālamba Śīrṣāsana

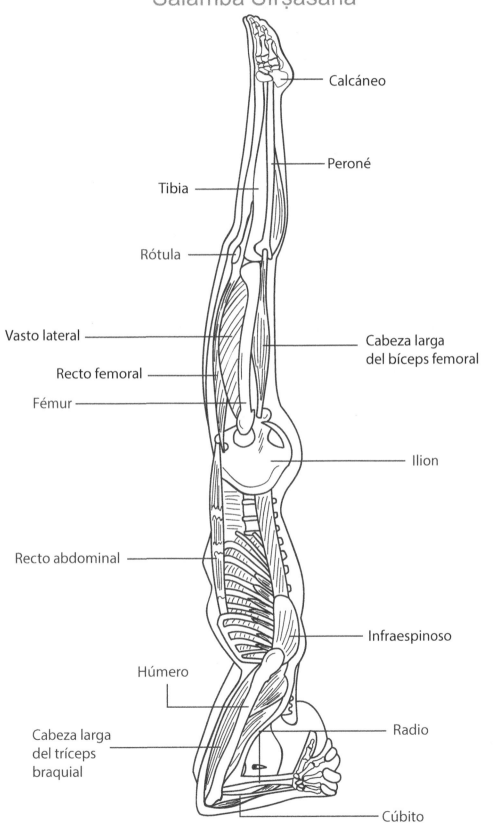

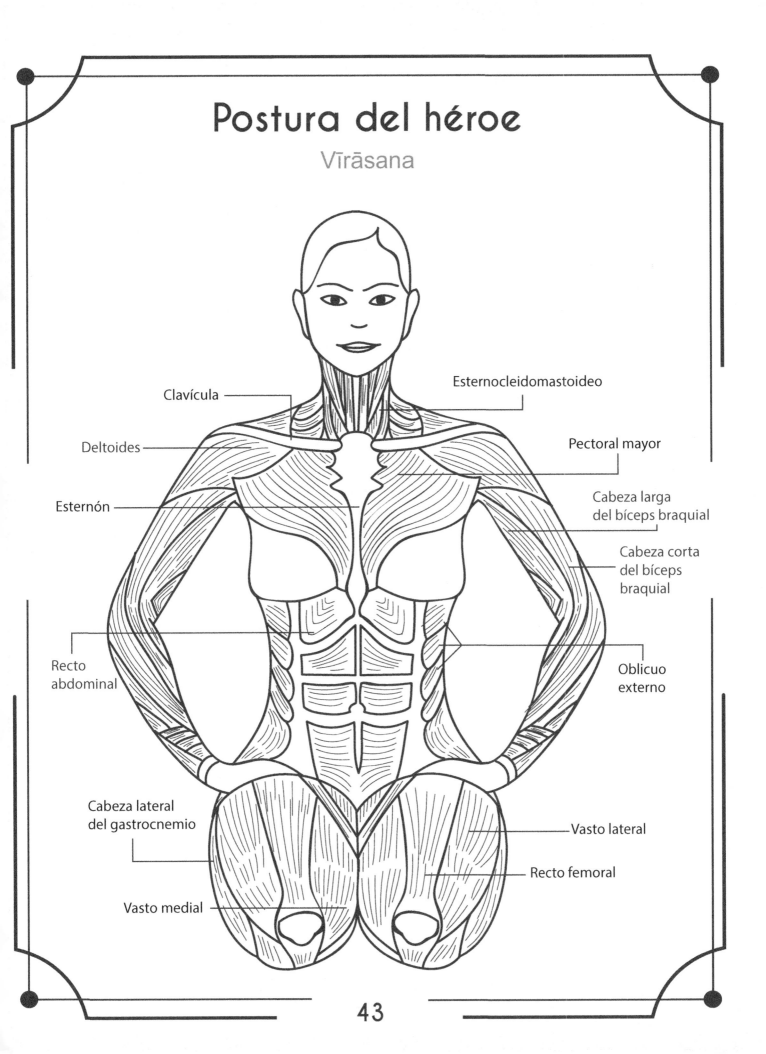

Postura del bailarín
Naṭarājāsana

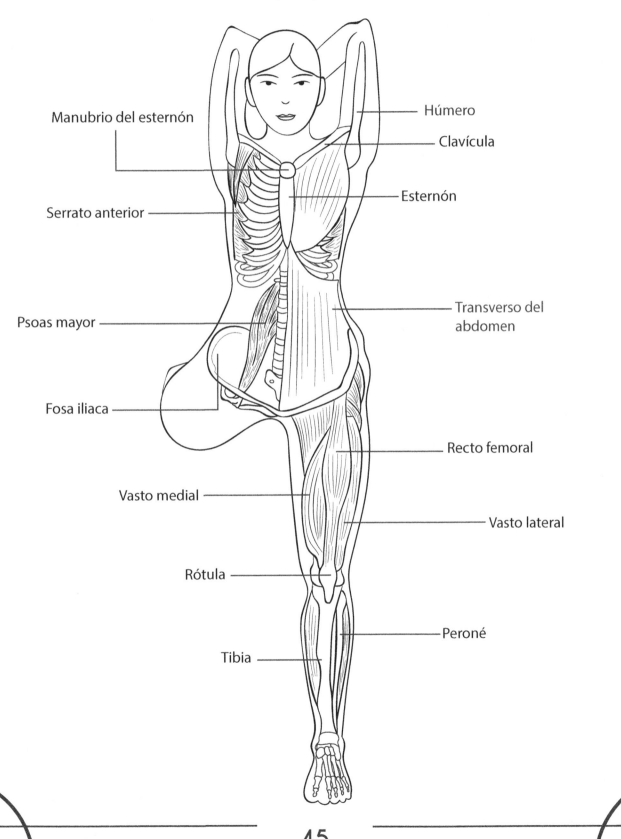

Postura de los pies elevados
Viparīta Karaṇī

- Peroneo largo
- Tibial anterior
- Cabeza lateral del gastrocnemio
- Sóleo
- Sartorio
- Vasto lateral
- Vasto medial
- Recto abdominal
- Banda iliotibial
- Deltoides
- Bíceps braquial

Postura de la montaña
Tāḍāsana

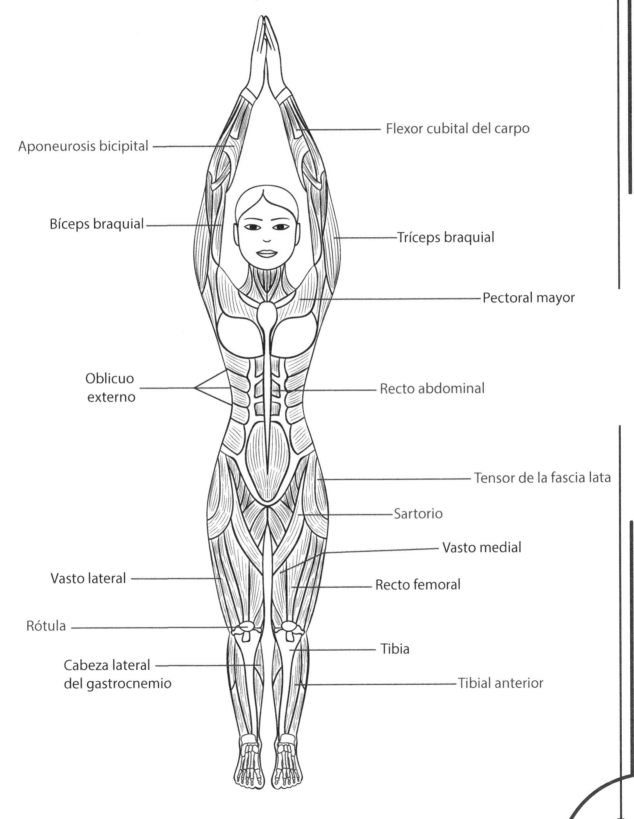

- Flexor cubital del carpo
- Aponeurosis bicipital
- Bíceps braquial
- Tríceps braquial
- Pectoral mayor
- Oblicuo externo
- Recto abdominal
- Tensor de la fascia lata
- Sartorio
- Vasto medial
- Vasto lateral
- Recto femoral
- Rótula
- Tibia
- Cabeza lateral del gastrocnemio
- Tibial anterior

Postura del pavorreal
Mayūrāsana

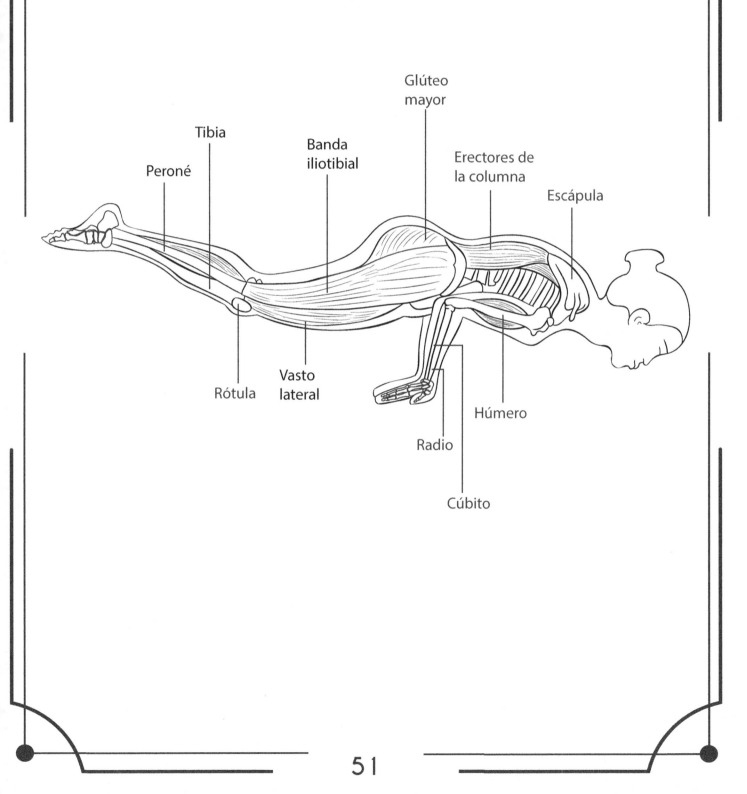

Postura de los cuatro miembros
Chaturanga Dandasana

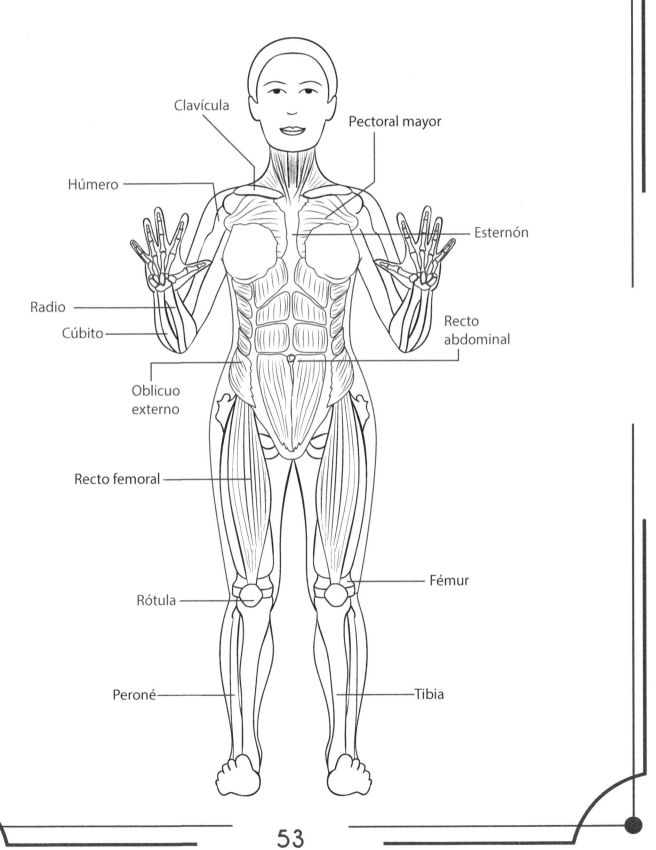

Postura del arado
Halasana

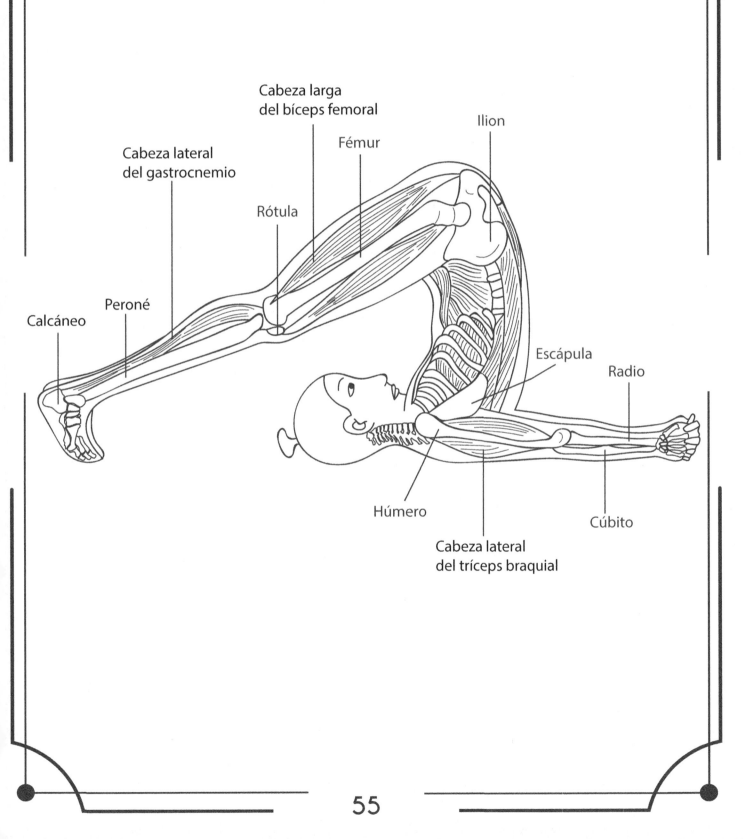

55

Postura de la pirámide
Parsvottanasana

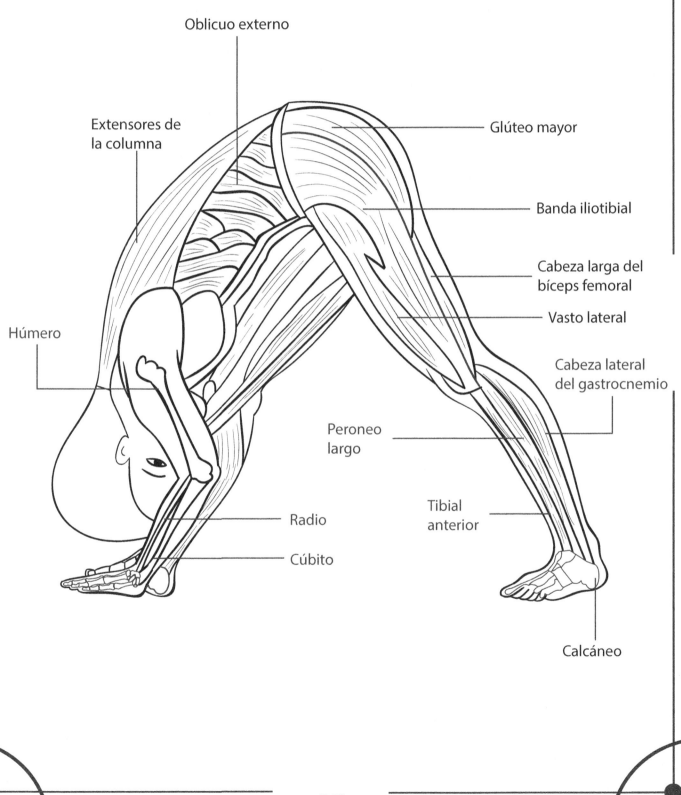

Postura del héroe acostado
Supta Virasana

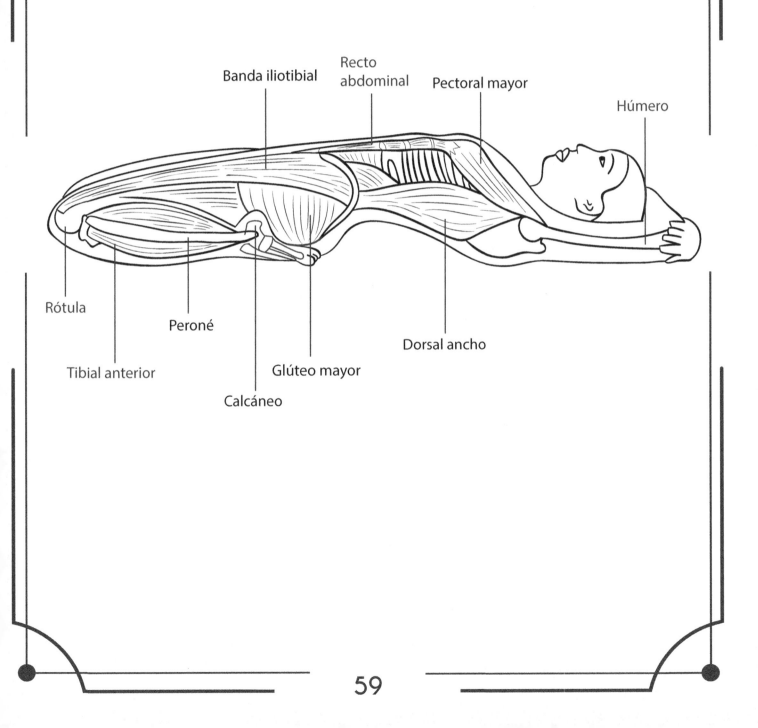

Postura del saludo posterior
Pashchima Namaskarasana

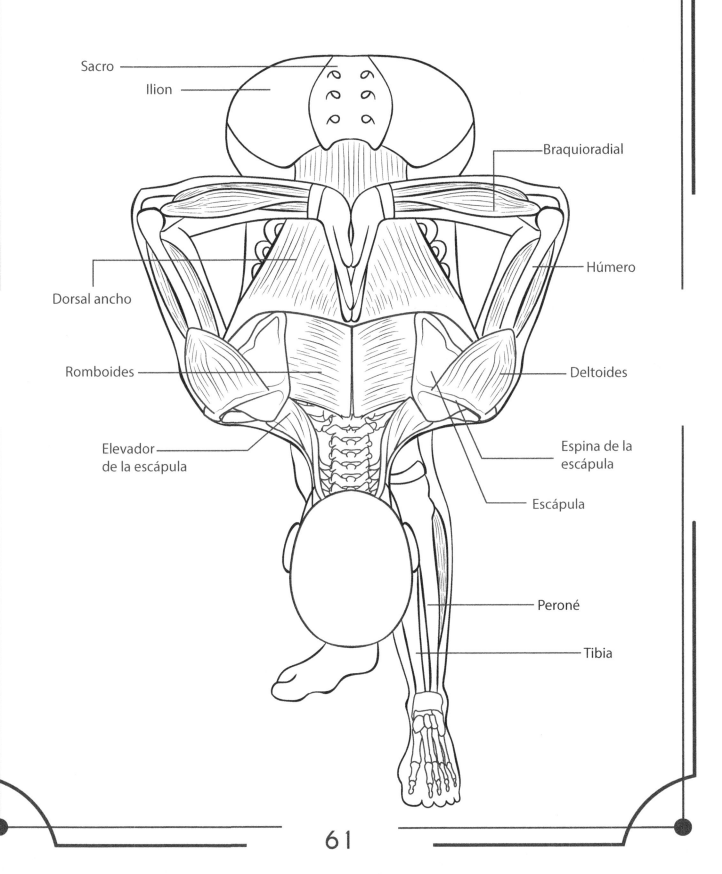

Postura de la mesa
Ardha Pūrvottānāsana

- Columna vertebral
- Caja torácica
- Escápula
- Deltoides
- Vasto lateral
- Banda iliotibial
- Cabeza larga del bíceps femoral
- Glúteo mayor
- Cabeza lateral del tríceps braquial
- Radio
- Cúbito
- Calcáneo
- Peroné
- Tibia

Postura del ángulo extendido en torsión
Parivṛtta Pārśvakónásana

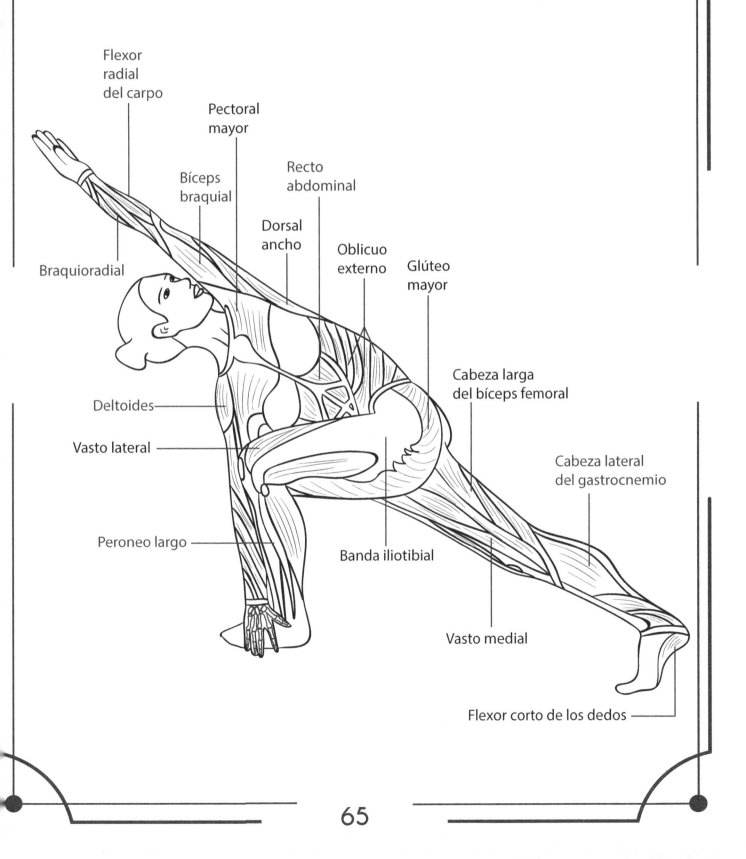

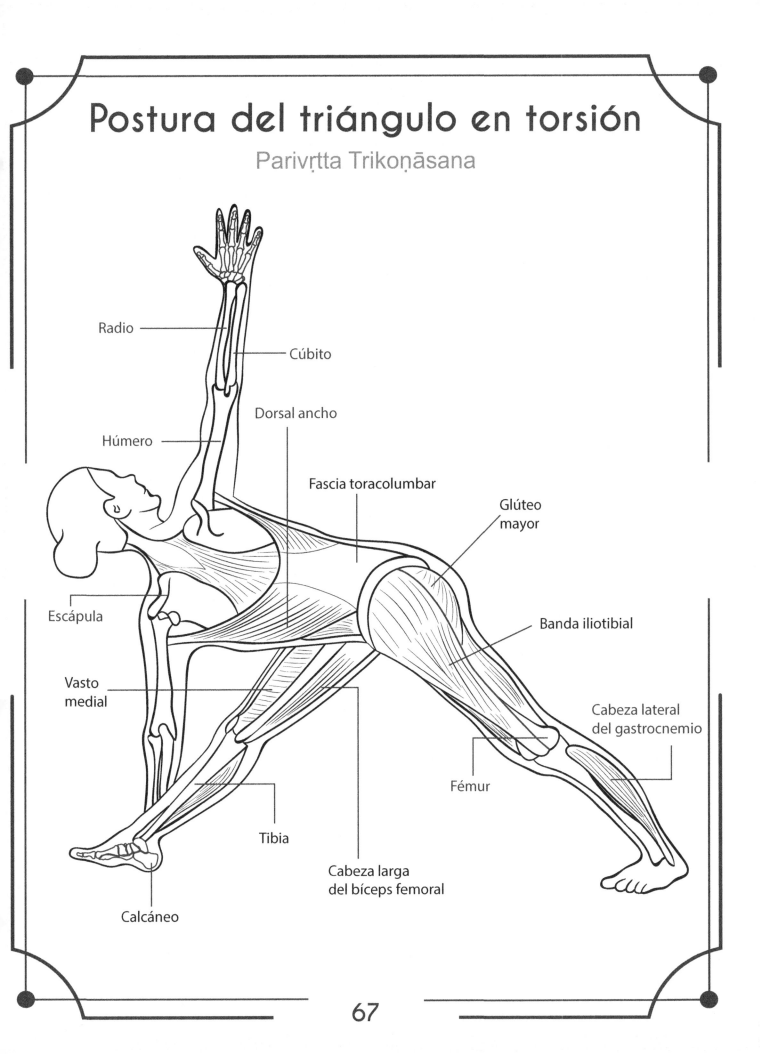

Postura de flexión al frente sentado
Paścimottānāsana

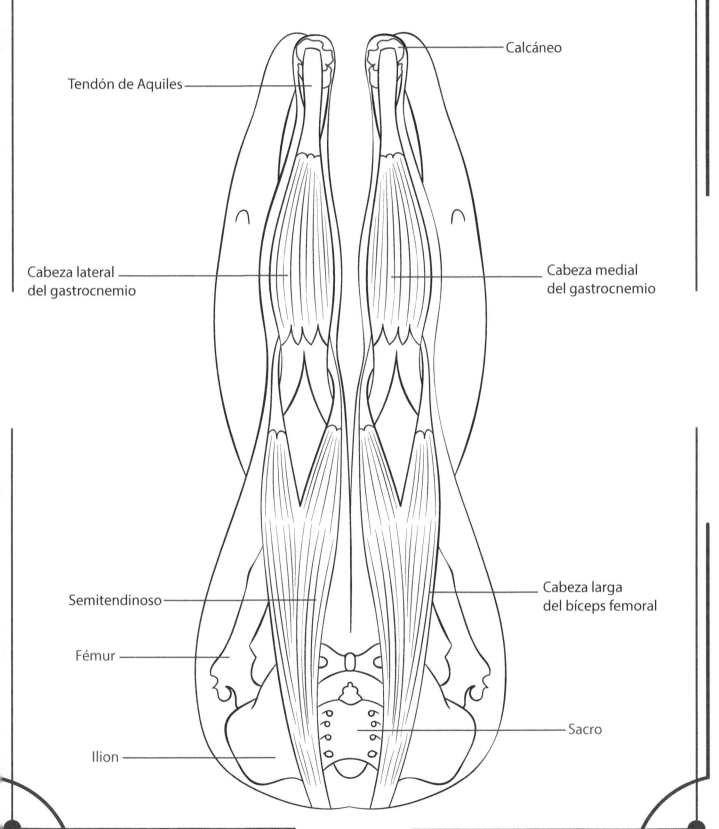

Postura de la vela
Sālamba Sarvāṅgāsana

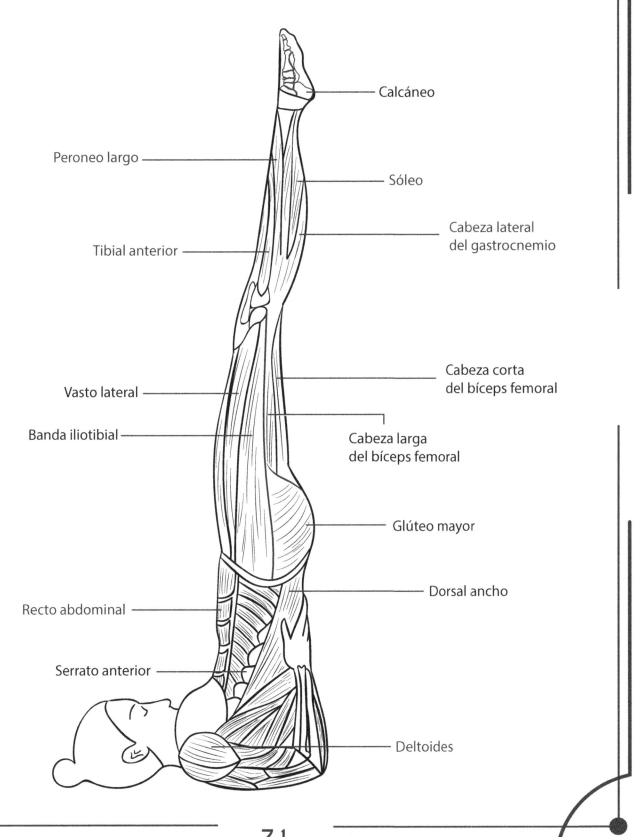

71

Postura del cuervo en torsión
Pārśva Bakāsana

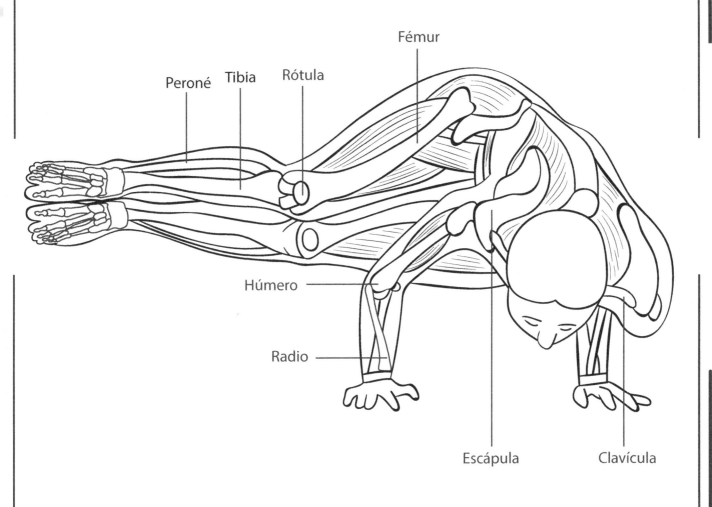

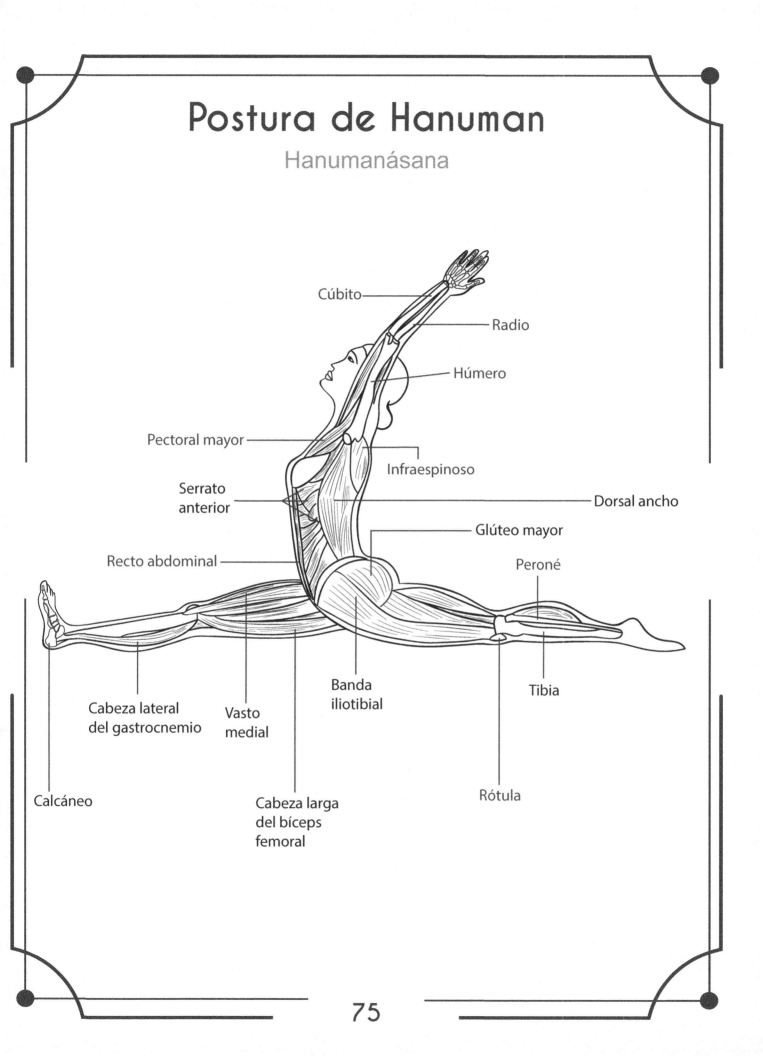

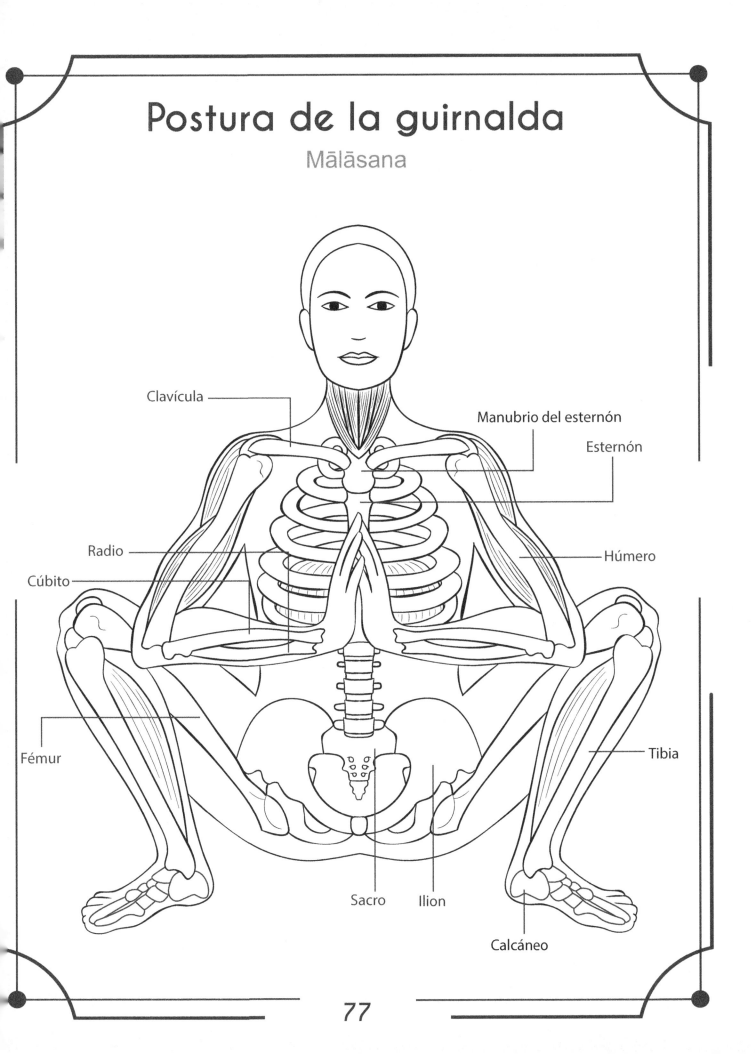

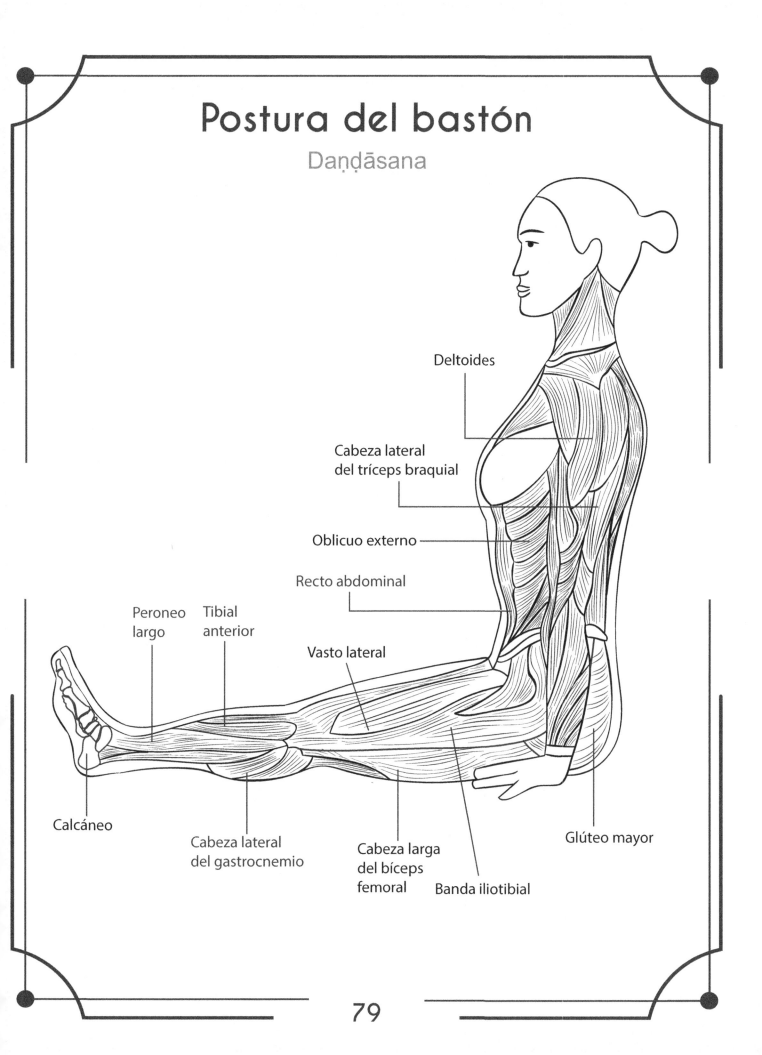

Postura de la flexión al frente
Uttānasana

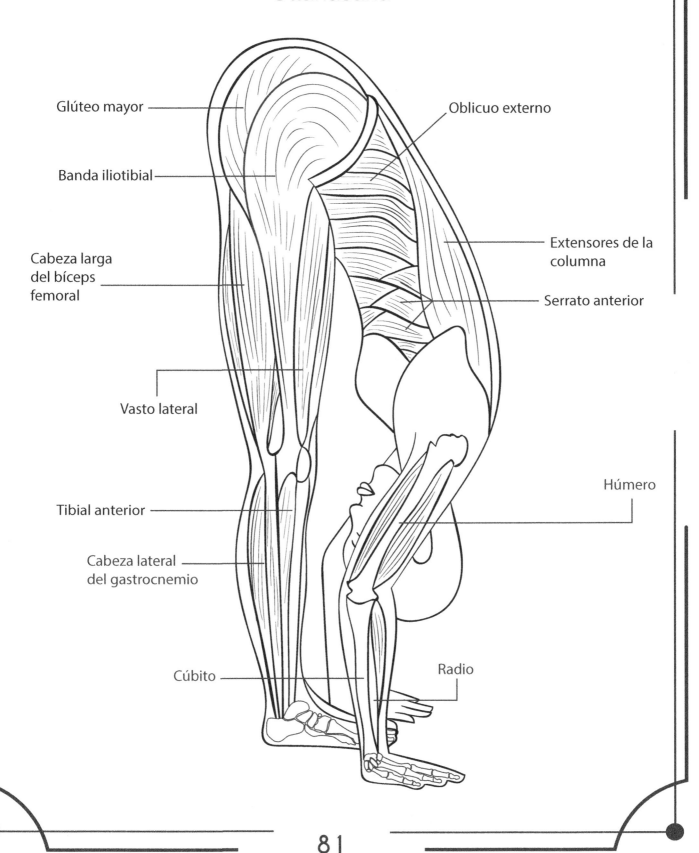

82

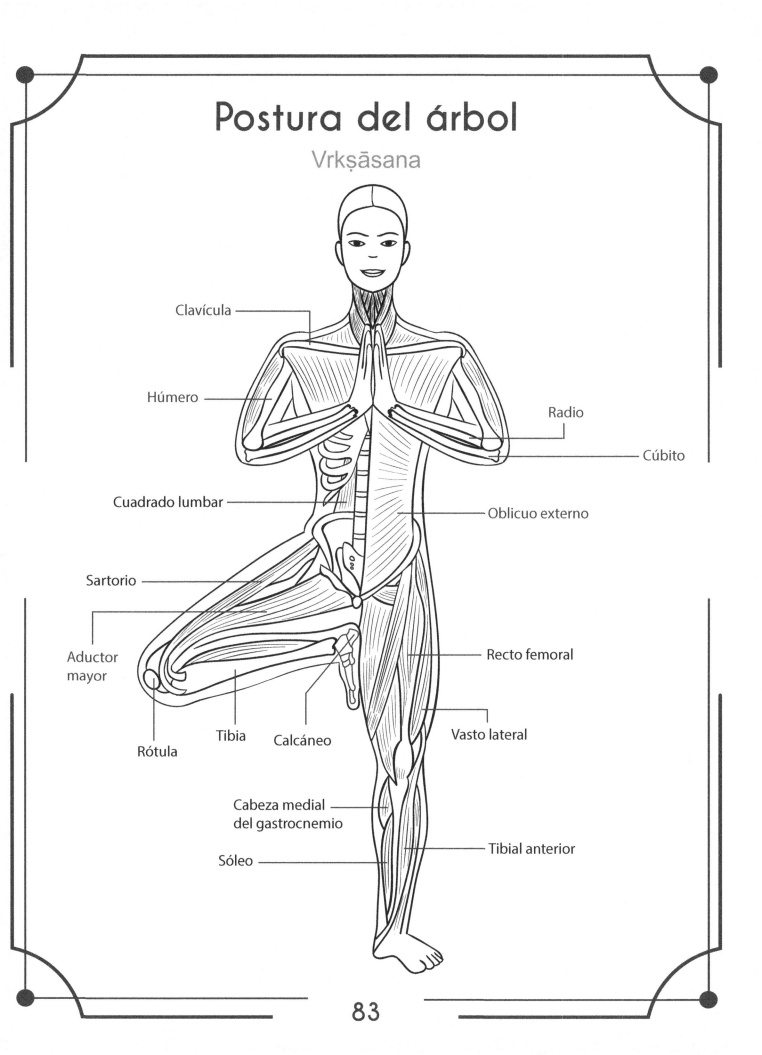

Postura del ángulo lateral con torsión

Baddha Parivṛtta Pārśvakoṇāsana

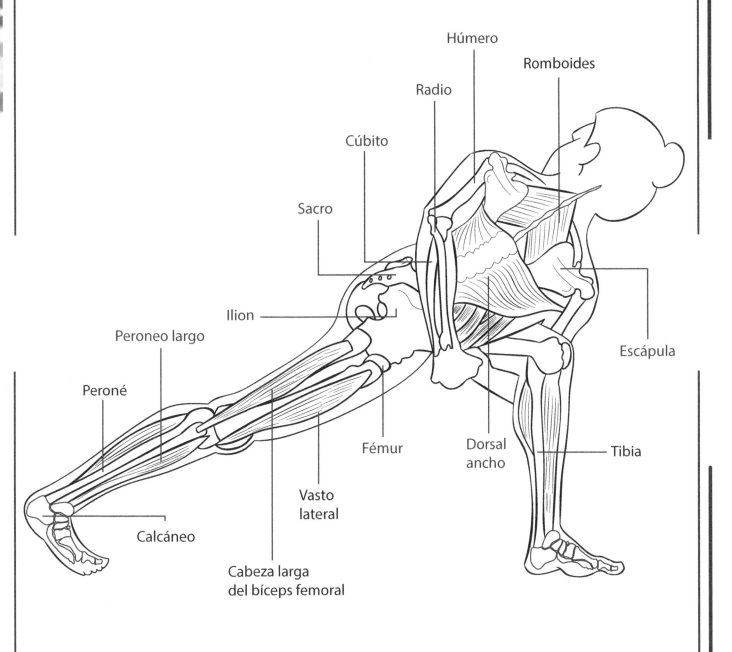

Postura del perro boca arriba
Urdhva mukha śvānāsana

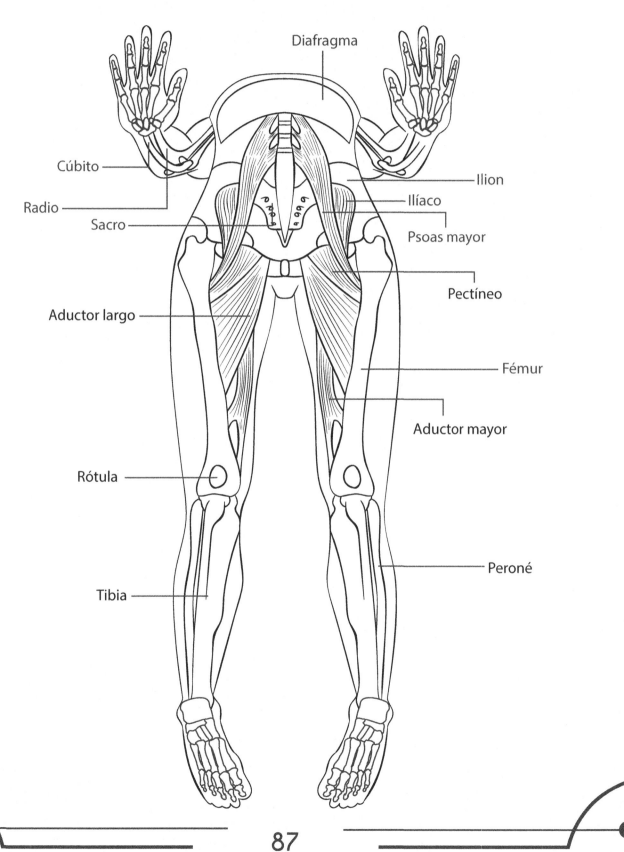

Postura de la plancha invertida
Pūrvottānāsana

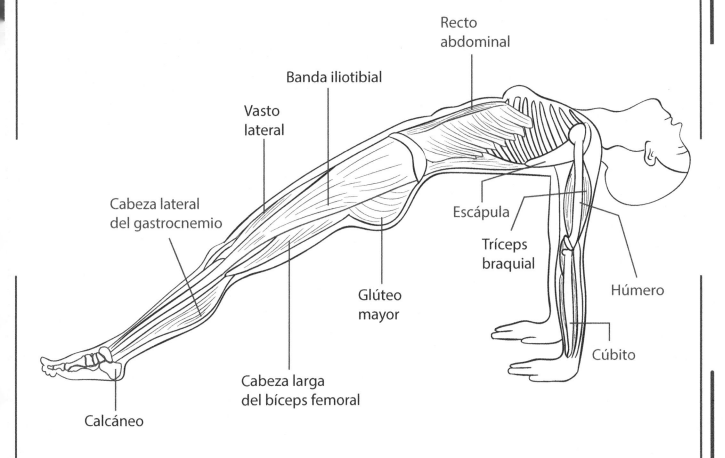

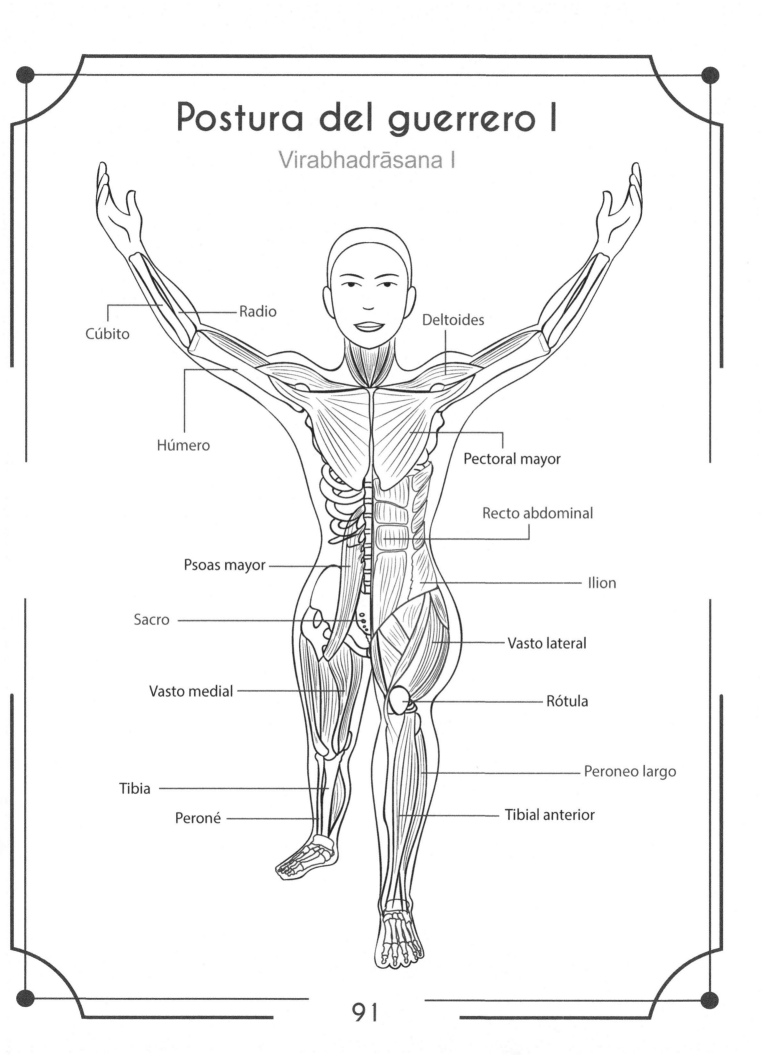

Postura del guerrero II
Virabhadrāsana II

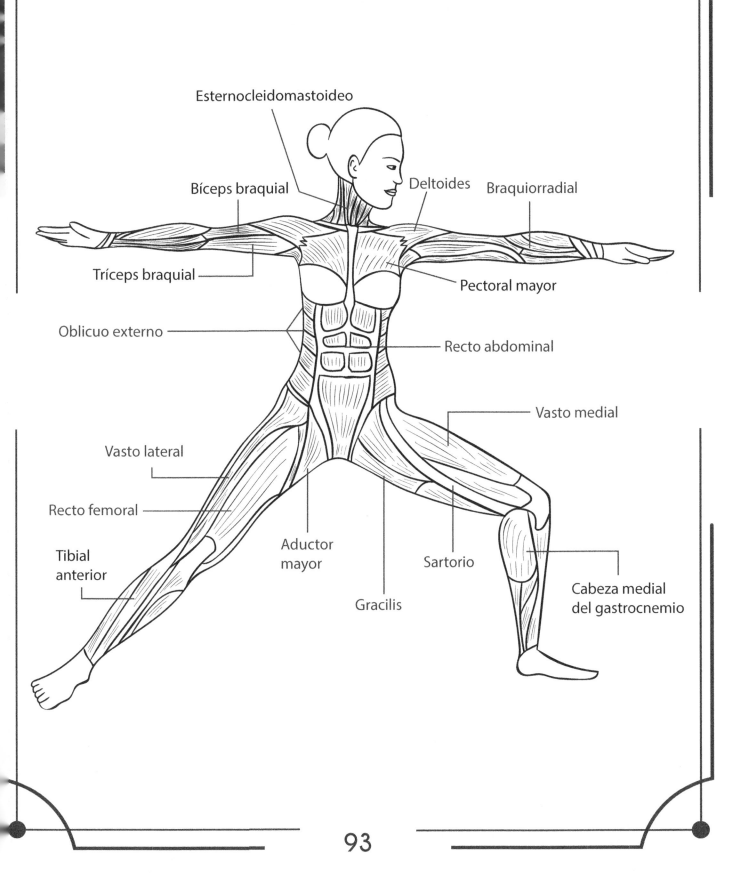

Postura del guerrero III
Virabhadrāsana III

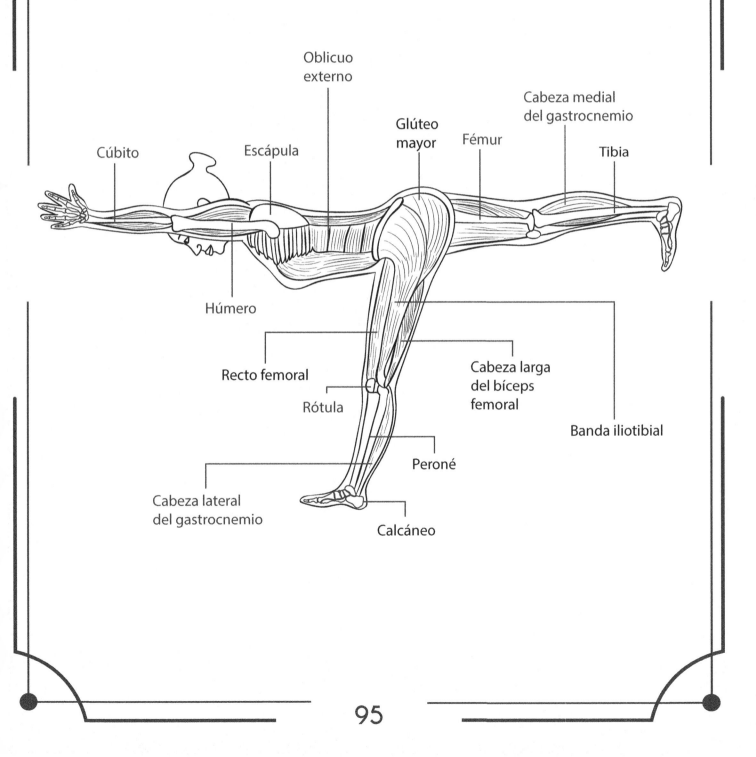

Postura del arco invertido
Chakrāsana

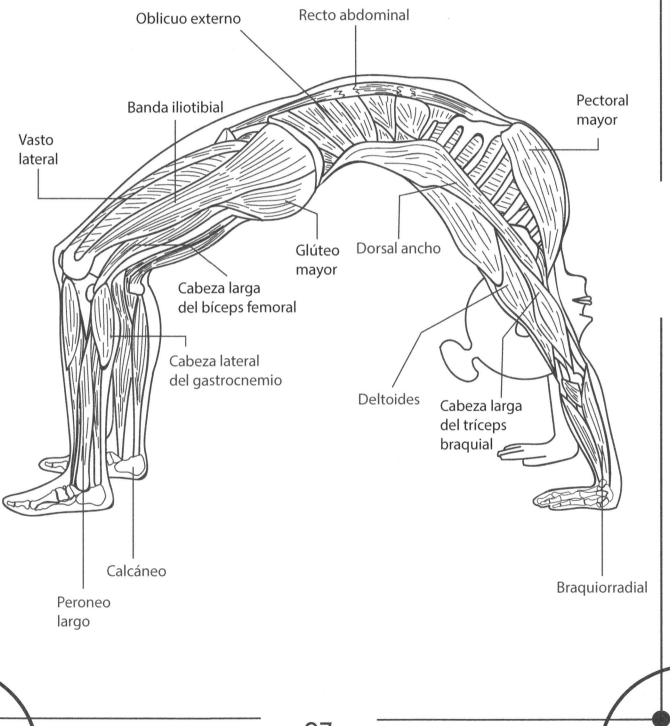

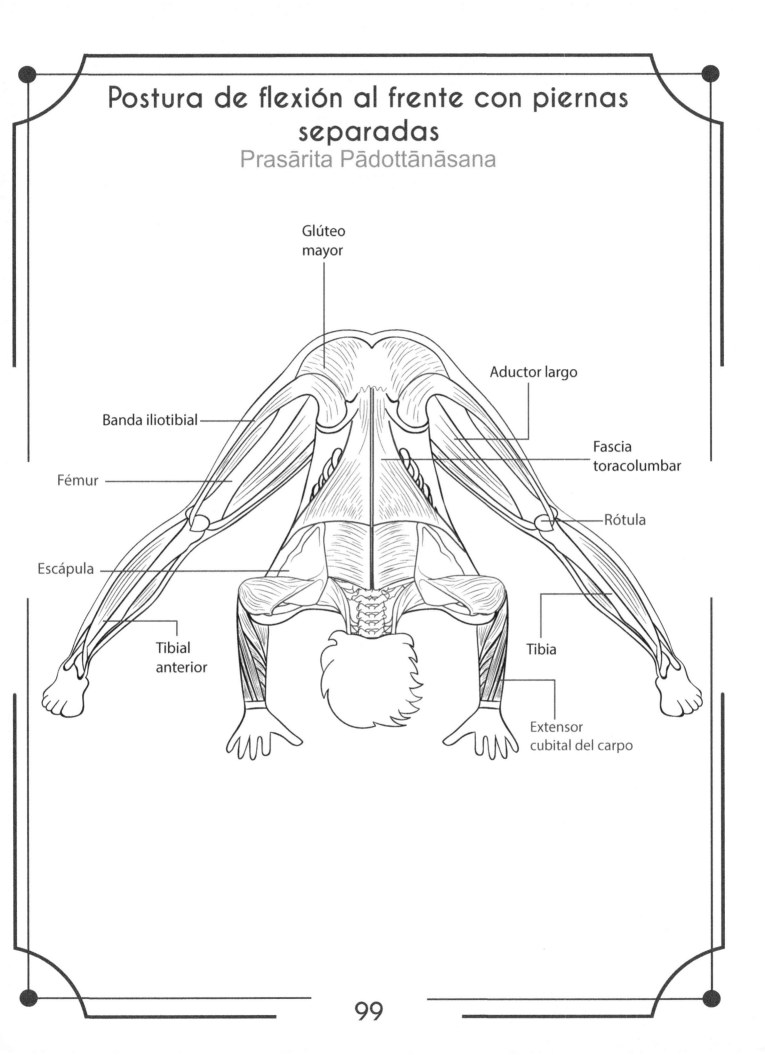

Copyright

This publication, including its parts, is protected by copyright. Any commercial use is prohibited without the written consent of the publisher. This applies in particular to electronic or other duplication, translation, distribution, storage and public disclosure.

Dieses Werk, einschließlich seiner Teile, ist urheberrechtlich geschützt. Jede kommerzielle Verwertung ist ohne schriftliche Zustimmung des Herausgebers unzulässig. Dies gilt insbesondere für die elektronische oder sonstige Vervielfältigung, Übersetzung, Verbreitung, Speicherung und öffentliche Zugänglichmachung.

Imprint / Impressum

Digital Front GmbH
Mergenthalerallee 73-75
65760 Eschborn
Deutschland (Germany)

E-Mail: info@digital-front.de

Representatives / Vertretungsberechtigte:
Alexander Mendelson, Leonid Ravin

Address / Anschrift:
Mergenthalerallee 73-75
65760 Eschborn
Deutschland (Germany)

Made in the USA
Las Vegas, NV
12 January 2024